CONSIDÉRATIONS

SUR LES

RAIDEURS ARTICULAIRES

CONSÉCUTIVES

AU TRAITEMENT DES FRACTURES

PAR

BUZOT (Hubert)

DOCTEUR EN MÉDECINE

Interne en médecine et en chirurgie des hôpitaux de Paris.

PARIS

IMPRIMERIE DE E. MARTINET

2, RUE MIGNON, 2

1876

CONSIDÉRATIONS

SUR LES

RAIDEURS ARTICULAIRES

CONSÉCUTIVES

AU TRAITEMENT DES FRACTURES

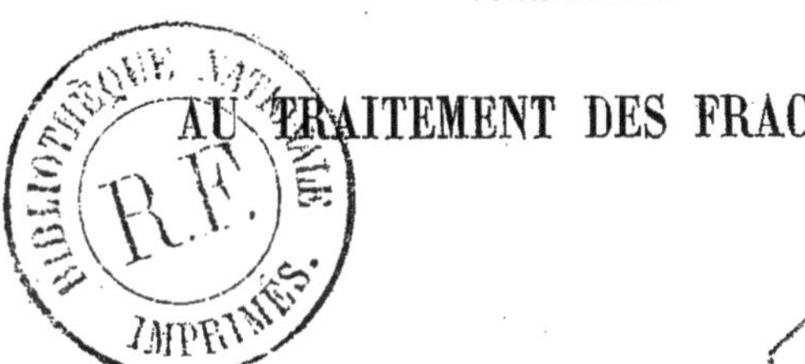

PAR

BUZOT (HUBERT)

DOCTEUR EN MÉDECINE

Interne en médecine et en chirurgie des hôpitaux de Paris.

PARIS

IMPRIMERIE DE E. MARTINET

RUE MIGNON, 2

1876

INTRODUCTION

Il n'est pas d'accident plus fréquent à la suite du traitement des fractures que la raideur des articulations qu'on a été obligé d'immobiliser pendant plusieurs semaines, quelquefois même pendant plusieurs mois. On parvient souvent au moyen d'exercices répétés à rendre leurs mouvements à ces articulations rigides. Il y a cependant des cas malheureux contre lesquels les efforts les mieux dirigés et les plus persévérants échouent. Certains malades, traités jadis de fracture de jambe, ont conservé un genou raide et immobile; d'autres, plus malheureux encore, ont guéri de leur fracture avec une articulation immobilisée dans une attitude vicieuse qui rend la marche impossible ou extrêmement pénible. Que de malades ont des poignets raides et incapables de mouvements à la suite de fractures de l'extrémité inférieure du radius !

Toutes les jointures peuvent être affectées de raideur. Les articulations du cou-de-pied, du genou, du poignet, étant celles qu'on est le plus souvent dans l'obligation d'immobiliser, doivent par cela même être plus souvent que toutes les autres atteintes de raideur.

Les observations de raideur articulaire ne sont pas rares. Chacun a eu bien souvent l'occasion de constater la fréquence et la gravité de cet accident. Nous avons pu recueillir dans un service de chirurgie l'observation suivante, qui est un exemple fort complet des tristes résultats de l'immobilisation des jointures dans une mauvaise position.

Le sieur H....., âgé de trente-six ans, entre au mois de juin 1873 dans un hôpital pour se faire traiter d'une coxalgie droite dont il souffrait depuis quelques mois. La cuisse droite étant assez fortement fléchie sur le bassin, on la redresse après avoir endormi le malade qu'on immobilise ensuite dans une gouttière Bonnet. Il y reste six mois. Après l'avoir délivré de son appareil, on trouve ses articulations dans l'état qu'elles présentent encore aujourd'hui et que nous allons décrire :

Immobilité absolue en extension des deux articulations des hanches, des genoux et des cous-de-pied. Ces raideurs sont telles, qu'il est impossible d'imprimer à ces jointures le moindre mouvement. On doit cependant en excepter l'articulation tibio-tarsienne droite qu'on peut étendre et fléchir d'environ 5 à 6 degrés. A part cette exception minime, toute la moitié inférieure du corps est tellement raide, que le malade ne peut se mouvoir pour ainsi dire que d'une seule pièce. Les deux membres inférieurs reposent sur le même plan et représentent deux tiges rigides. Les deux pieds forment avec la jambe un angle très-obtus et le talon est fortement élevé. Il y a double pied bot équin.

Nous invitons le malade à descendre de son lit et à essayer de marcher. Le malheureux parvient, en s'aidant de ses bras, à placer son siége sur le bord du lit, mais les deux membres inférieurs restent dans une position horizontale, rigides, parallèles et sur le même plan. Il les dirige vers le sol en faisant un mouvement qui se passe tout entier dans les articulations vertébrales ; mais l'extrémité inférieure de ses orteils seule atteint le parquet; le talon en reste éloigné de 7 à 8 centimètres. La station debout est donc complétement impossible. La position assise est elle-même extrêmement pénible, les deux jambes restant étendues horizontalement et se maintenant fort éloignées du sol. Le décubitus latéral lui est interdit, car alors l'équilibre n'est possible que si la jambe est fléchie sur la cuisse. Le décubitus dorsal ou abdominal est la seule position qu'il puisse conserver.

Nous avons recueilli cette observation au mois de novembre 1875. Il y a donc près d'un an que ce malade se trouve dans ce déplorable état. On a voulu rendre aux jointures leurs fonctions, en cherchant fréquemment à leur imprimer quelques mouvements. Jusqu'à présent tous les efforts n'ont abouti qu'à mobiliser légèrement l'articulation tibio-tarsienne droite.

M. le docteur Guyon a publié dans les *Leçons d'orthopédie* de Malgaigne (page 177) une observation très-intéressante de raideur du pied survenue chez un jeune homme de vingt-quatre ans à la suite d'une entorse avec fracture probable du péroné. Le malade fut traité par des applications de sangsues, des compresses d'eau blanche et le repos. Lorsque, quinze jours après l'accident, il voulut se lever, le pied ne pouvait être pose à plat sur le parquet; il formait avec la jambe un angle obtus, et lorsque le malade l'appuyait sur le sol, il n'y répondait que par la pointe; de là impossibilité complète de marcher. C'était un véritable pied bot équin. Ce n'est qu'au bout d'un an, à la suite d'un traitement consistant en mouvements imprimés à l'articulation, soit avec la main, soit à l'aide de machines, que le malade vit reparaître en grande partie les mouvements de son articulation.

Nous avons observé un cas semblable pendant notre internat à l'hôpital Lariboisière. On en trouvera plus loin l'observation (Obs. I).

Il nous paraît inutile de publier des observations de raideur autres que celles qui précèdent. Chacun a trop souvent l'occasion d'en voir. Les thèses de MM. Delthil (1) et Berger (2) contiennent de nombreux exemples de raideur du genou. La fréquence des raideurs du poignet à la suite du traitement des fractures de l'extrémité inférieure du radius est telle, que quelques chirurgiens, pour l'éviter, ont pris le parti d'abandonner à elles-mêmes ces sortes de fractures et de ne plus appliquer d'appareil. Du reste, nous aurons l'occasion de revenir sur cette question lorsque nous étudierons l'influence de la position sur les raideurs articulaires.

Pour montrer toute l'importance de cet accident, nous ne saurions mieux faire que de citer le passage suivant du *Traité des fractures* de Malgaigne :

« Mais il faut accorder une attention beaucoup plus sérieuse aux effets produits sur les articulations, soit par la fracture même, soit par le traitement. Peut-être n'est-il pas une seule fracture qu'il soit permis de considérer comme guérie parce que la consolidation est faite. Car si par guérison on entend le retour des fonctions à l'état normal, il est trop vrai que les raideurs articulaires empêchent les fonctions du membre pendant beaucoup plus de temps qu'il n'en a fallu pour la consolidation des os. J'ai vu des fractures du col huméral, traitées par moi-même avec toute la vigilance possible, ne permettre le retour complet des mouvements du bras

(1) Delthil, Thèse de Paris, 1870.
(2) Berger, Thèse de Paris, 1874.

qu'après deux ou trois mois. J'ai vu un malade traité par Boyer qui n'avait pu marcher librement qu'un an après avoir été renvoyé guéri de sa fracture. J'ai vu des vieillards renvoyés des hôpitaux comme guéris de fractures du col du fémur ne pouvoir encore quitter leurs béquilles après quatre et après sept ans; j'en ai vu un qui, vingt ans après une fracture semblable, n'avait pas recouvré la libre flexion du genou; et j'aurai à reproduire des faits analogues à l'occasion de presque toutes les fractures. La raideur articulaire est donc la dernière conséquence et le phénomène le plus persistant après ces lésions, et ce n'est qu'après sa disparition que le membre rentre enfin dans la plénitude de ses fonctions normales (1). »

On doit avoir un double but lorsqu'on traite une fracture : la consolidation osseuse d'abord; en second lieu, la conservation des fonctions du membre fracturé. Nous avons montré combien est importante cette dernière partie de la thérapeutique des fractures.

Or la raideur articulaire peut souvent être évitée. On peut immobiliser pendant plusieurs mois, non-seulement des articulations saines, mais encore des articulations enflammées à la suite de fracture communicante, avec l'espoir de voir ces jointures conserver la plupart de leurs mouvements. Les résultats si remarquables obtenus dans le traitement des fractures par notre excellent maître M. le docteur Panas, nous paraissent établir la vérité de ces propositions. On en jugera par les faits que nous publierons plus loin, faits qui tous ont été recueillis par nous pendant notre internat à l'hôpital Lariboisière et contrôlés par celui de nos maîtres qui nous a inspiré l'idée de ce travail.

(1) Malgaigne, *Fractures et luxations*, t. I, p. 109.

L'étude des moyens de prévenir les raideurs articulaires et l'exposé de la méthode employée par M. le docteur Panas seront l'objet principal de cette thèse. Nous croyons devoir la faire précéder de quelques considérations touchant la pathogénie des raideurs articulaires.

CONSIDÉRATIONS

SUR

LES RAIDEURS ARTICULAIRES

CONSÉCUTIVES

AU TRAITEMENT DES FRACTURES

CHAPITRE PREMIER.

PATHOGÉNIE DES RAIDEURS ARTICULAIRES.

L'attention des auteurs des temps anciens ne semble pas avoir été attirée sur les raideurs articulaires, et nous ne trouvons dans leurs œuvres aucune réflexion sur ce sujet. La position dans laquelle le membre doit être placé leur a paru cependant avoir une certaine importance ; mais c'est seulement du relâchement musculaire qu'ils se préoccupaient et de la facilité plus ou moins grande de la réduction de la fracture. Les membres supérieurs ont de tout temps été placés en demi-flexion. Quant aux membres inférieurs, Hippocrate voulait qu'on les mît dans l'extension. Gallien, Fabrice d'Acquapendente s'élevèrent contre cette pratique et préconisèrent la demi-flexion ; mais ils négligèrent d'appuyer leur opinion sur des faits cliniques. Percival Pott fut le premier chirurgien qui immobilisa les membres inférieurs en demi-flexion. Mais, ainsi que je l'ai dit plus haut, aucun n'avait été frappé de l'existence des raideurs articulaires et ne cherchait à les éviter.

J.-L. Petit (1) est le premier qui signale la fréquence et la gravité de cette complication. Il attribue la raideur, dans les cas de fracture intra-articulaire, à l'épanchement du cal dans l'intérieur de l'article, et dans les autres cas à l'âcreté de la synovie, laquelle amène le dépolissement des surfaces articulaires, puis leur soudure. Les mouvements imprimés de bonne heure aux jointures immobilisées lui semblent être le meilleur moyen d'éviter la raideur. Il donne à ce sujet de très-sages préceptes.

Les observations d'Astley Cooper contiennent plusieurs exemples de raideurs articulaires consécutives au traitement des fractures de l'extrémité inférieure du radius. « Quelquefois, dit Astley Cooper, la guérison se fait longtemps attendre, et il peut s'écouler six mois avant que les doigts aient repris leur mobilité. »

Plus tard, de nombreux chirurgiens ont été frappés de l'importance de cette question et lui ont consacré quelques pages de leurs ouvrages. Ce sont Samuel Cooper, Boyer, Hunter, Cruveilhier, Bonnet et Teissier de Lyon, Malgaigne. Tous admettent qu'un membre immobilisé pendant un temps plus ou moins long perd une partie si ce n'est la totalité de ses mouvements.

Quelle est la cause de cette raideur ? Quelles sont les lésions qui la produisent ? L'immobilité prolongée peut-elle produire des adhérences intra-articulaires dans les articulations saines, ou bien est-ce seulement à la rétraction des tissus fibreux péri-articulaires qu'il faut attribuer la raideur ?

Cette question a été diversement résolue. Bonnet de Lyon et Teissier ont admis que l'immobilité seule pou-

(1) J.-L. Petit, *Traité des maladies des os.*

vait provoquer la formation d'adhérences intra-articulaires dans des articulations saines sans qu'il y ait la moindre inflammation. Malgaigne prétend que lorsqu'on rencontre des adhérences intra-articulaires, on peut être sûr qu'il y a eu inflammation, l'immobilité seule étant incapable d'engendrer la production de fausses membranes. Nous rappellerons rapidement cette discussion qui est longuement exposée dans le magnifique ouvrage de Malgaigne (1).

Teissier (2) s'appuie sur cinq observations. Dans les trois premières, il est question de sujets âgés de plus de soixante ans qui ont succombé dans l'adynamie quatre ou cinq mois après la production de fractures du fémur non consolidées. Les lésions observées à l'autopsie consistaient en épanchement de sang dans les articulations du genou, ramollissement et érosion des cartilages, infiltration sanguine de la synoviale. Sur un des sujets, l'articulation tibio-tarsienne présentait les mêmes altérations.

Les deux dernières observations nous montrent les effets de l'immobilité prolongée du quinzième au vingt-deuxième mois. Il y a, comme dans les cas précédents, épanchement de sang dans quelques articulations, ramollissement et érosion des cartilages. Mais, de plus, les surfaces articulaires même les plus éloignées de la fracture sont réunies par du tissu blanc fibreux.

Malgaigne combat les conclusions de Teissier et ne regarde pas les lésions qu'il a observées comme des effets de l'immobilité prolongée seule. D'abord il cite des faits contradictoires. Telles sont les deux observa-

(1) Malgaigne, *Traité des fractures et des luxations*, t. I, p. 131.
(2) *Gazette médicale*, 1841, p. 609 et 625.

tions de Cruveilhier et de Kunholtz, qui montrent que les deux articulations temporo-maxillaires ont pu être immobilisées pendant de nombreuses années sans être aucunement altérées. Malgaigne a eu lui-même l'occasion de disséquer une articulation coxo-fémorale immobilisée en flexion pendant dix mois à la suite d'un psoitis. Il n'y avait aucune lésion des surfaces articulaires.

Depuis Malgaigne, d'autres faits semblables ont été constatés. Pigné cite un cas d'ankylose du coude produit par l'ossification du brachial antérieur formant un arc-boutant entre l'humérus et le cubitus et fixant les deux os. L'articulation était saine (1). Ollier a opéré un jeune homme de quinze ans qui, depuis l'âge de trois ans, avait le bras soudé au tronc par une cicatrice vicieuse. Ce jeune homme mourut de tétanos et on eut l'occasion d'examiner son articulation scapulo-humérale qu'on trouva saine (2).

Malgaigne attribue les adhérences intra-articulaires à une arthrite qui aurait échappé à Teissier. Cette supposition est d'autant plus vraisemblable, que nous savons depuis les travaux de MM. Alison (3), Gosselin et Berger, que les épanchements dans l'articulation du genou sont si fréquents à la suite des fractures du fémur qu'on peut les considérer comme un des symptômes de ces fractures. Ils sont dus le plus souvent à la transsudation à travers le cul-de-sac de la synoviale d'une partie du sérum provenant du sang à moitié coagulé qui constitue l'infiltration gélatiniforme sanguine autour de la fracture. Cet épanchement détermine une arthrite consécutive, laquelle engendre la production de fausses mem-

(1) Lacroix, *Mémoire sur l'ankylose* (*Annales de chirurgie*, t. IX)
(2) *Dictionnaire Dechambre*, article ANKYLOSE, de Ollier.
(3) Thèse de Paris, 1871.

branes et d'adhérences intra-articulaires. Ces arthrites sont fort peu douloureuses et ne se traduisent guère que par la déformation des parties. Aussi leur fréquence avait-elle échappé à tous les chirurgiens qui n'avaient pas connaissance des travaux remarquables publiés sur cette question dans ces dernières années.

Il nous paraît que des épanchements semblables peuvent se former dans d'autres articulations à la suite de fractures de la diaphyse des os qui concourent à former ces articulations. Les mêmes conditions existent, elles doivent engendrer les mêmes conséquences. On conçoit qu'un épanchement sanguin consécutif à une fracture de la partie moyenne de la jambe puisse fuser en haut et en bas le long du tibia ou entre les muscles, se mettre en contact avec les articulations du genou et du cou-de-pied et y provoquer la formation d'un épanchement. Du reste, les arthrites consécutives aux fractures de la diaphyse des os n'ont pas pour seule cause la migration d'un épanchement sanguin. Elles peuvent aussi être dues à la propagation vers l'articulation le long du périoste de la phlegmasie développée dans le foyer de la fracture, ou bien à la présence de fissures qui, partant du sommet d'une fracture en V, font communiquer le foyer de cette fracture et le canal médullaire avec la cavité d'une articulation plus ou moins éloignée. Pour notre part, nous avons déjà eu l'occasion d'observer dans le service de M. le docteur Panas, deux cas d'épanchement dans le genou à la suite de fracture de la partie moyenne de la jambe. Je n'ai pas connaissance qu'un épanchement ait été observé dans de semblables conditions dans l'articulation tibio-tarsienne. Mais n'oublions pas que les signes d'épanchement dans cette dernière articulation sont moins manifestes que la déformation qui caractérise l'épanchement dans l'articulation du genou ; que la région tibio-tarsienne est souvent contuse à la suite de fracture de la moitié inférieure de la jambe, et que les signes de l'épanchement peuvent être masqués par ceux de la contusion.

Bonnet, ayant assisté aux autopsies faites par Teissier, soutient, dans son *Traité des maladies articulaires*, les conclusions de cet observateur. Toutefois il pensait déjà qu'on pourrait attribuer ces lésions à une inflammation ayant son point de départ dans la fracture qui a nécessité l'immobilisation. Il répond à l'objection par ce fait que des lésions semblables ont été observées chez des paralytiques. Le fait est exact, mais, loin de résoudre l'objection, il en soulève une autre, à savoir : que chez les individus paralytiques, scorbutiques, épuisés, les fonctions de nutrition s'exécutent mal. Des troubles divers se produisent ; le sang dépourvu de plasticité s'épanche dans différents tissus, dans le tissu cellulaire, dans les articulations; que ce sang épanché dans les articulations détermine une arthrite et la formation d'adhérences. Or, c'est là ce qui a lieu chez les vieillards paralysés. C'est probablement aussi ce qui s'est passé chez les cinq malades de Teissier. Les trois premiers en effet sont des vieillards qui ont succombé épuisés avant que leurs fractures se soient consolidées ; les deux derniers étaient plus jeunes, mais ils étaient restés au lit plus de vingt-deux mois, et leur état était tel que l'amputation fut jugée indispensable. Tous se trouvaient donc dans les conditions d'épuisement les plus favorables au développement du scorbut et des hémorrhagies diverses qui caractérisent cette affection. Du reste, Bonnet lui-même reconnaît que les lésions observées ont l'analogie la plus frappante avec ce qu'on rencontre dans les affections scorbutiques.

Bosia (1) est d'avis que les lésions décrites par Teissier ne sont que des épanchements sanguins d'origine scorbutique. Il dit avoir lui-même observé à l'hôpital Necker une femme scorbutique qui n'avait pas de fracture et qui a été atteinte d'un épanchement de sang dans l'articulation du cou-de-pied. « Cette femme, dit Bosia, si elle avait eu une fracture, aurait fourni à Teissier une sixième observation. »

Les auteurs allemands, Gurlt et Wolkmann, consacrent quelques lignes à cette question, l'un dans son *Traité des fractures* (2), l'autre dans son article *Ankylose* du *Dictionnaire encyclopédique* de Billroth et Pitha.

L'un et l'autre mentionnent les observations de Teissier. Gurlt n'émet aucune appréciation. Wolkman croit que l'immobilité prolongée seule peut provoquer la formation d'adhérences intra-articulaires. Toutefois il laisse voir que sa conviction est quelque peu ébranlée par les faits contradictoires de Kunholtz, Walhter et Cruveilhier.

Les expériences toutes récentes de Reyher (3), de Dorpat ont jeté une vive lumière sur la question si controversée des effets de l'immobilité sur les articulations.

Cet expérimentateur immobilisa au moyen d'appareils plâtrés les membres postérieurs des chiens, soit en flexion, soit en extension pendant un temps plus ou moins long. Puis les chiens étaient sacrifiés et on faisait l'examen des articulations immobilisées.

(1) Bosia, Thèse de Paris, 1861.

(2) Gurlt, *Lehre der Knochenbrüche*, 1860.

(3) *Des altérations des articulations sous l'influence de l'immobilité prolongée*, par Reyher, de Dorpat (*Deutsche Zeitschrift für Chirurgie*, III, nos 3 et 4, p. 199-265.

D'après Reyher, ce sont les muscles qui s'altèrent les premiers. Ceux dont les insertions sont rapprochées se raccourcissent. Il en est de même des ligaments et surtout de la capsule; ces tissus ont de la tendance à se rétracter et à revenir sur eux-mêmes jusqu'au moment où ils ont pris la direction rectiligne. Cette rétraction n'a lieu que du côté où les ligaments sont relâchés. Une fois rétractés ces tissus ne se prêtent que difficilement à l'élongation qui serait nécessaire aux mouvements de la jointure. Les cartilages d'encroûtement étaient érodés, ramollis, en voie de transformation conjonctive, mais seulement dans les points où, par suite de la position, les surfaces osseuses n'étaient plus en contact. Pas d'injection de la synoviale; jamais d'épanchement de sérosité sanguinolente. Reyher a observé les mêmes lésions chez l'homme, l'adulte et le vieillard.

Nous avons eu l'occasion d'assister à l'autopsie d'articulations du cou-de-pied et du genou immobilisées depuis six semaines. Il s'agissait d'une femme de quarante ans atteinte de fracture bimalléolaire qui avait succombé rapidement à des embolies pulmonaires. Le genou avait été mis dans l'extension. La synoviale de cette articulation était normale. Pas d'altération de la synovie ni en qualité ni en quantité. Érosion du cartilage d'encroûtement de la rotule s'étendant transversalement d'un bord de la rotule à l'autre sous forme d'une bandelette rectangulaire haute de 7 à 8 millimètres. Le cartilage à ce niveau est érodé, villeux, ramolli. Une érosion semblable, correspondante, mais beaucoup moins étendue, se remarque sur la gorge de la trochlée. Les autres cartilages d'encroûtement sont sains ainsi que les fibro-cartilages.

L'articulation tibio-tarsienne ne présentait pas de

lésions beaucoup plus considérables, quoique la fracture fût doublement pénétrante au niveau de la base de la malléole externe et au niveau du sommet de la malléole interne qui avait été arraché. Il n'y avait aucune adhérence entre les surfaces articulaires. La synovie était un peu rosée sanguinolente. Légère érosion du cartilage d'encroûtement qui revêt la partie antérieure et externe de la poulie de l'astragale. Le pied qui avait été immobilisé à angle droit ne présentait aucune trace de raideur.

Ainsi, dans les autopsies et les expériences de Reyher, dans celle à laquelle nous avons assisté, aucune des lésions signalées par Teissier n'a été rencontrée, si ce n'est l'érosion des cartilages. Cette lésion paraît être l'effet le plus constant de l'immobilité prolongée sur les jointures. M. le docteur Thorens a publié dans la *Revue des sciences médicales* (1) une excellente analyse du travail de Reyher. Nous lui empruntons les quelques lignes qui suivent sur l'histologie de cette altération des cartilages.

« Quant à la nature du processus, Reyher le considère comme une dégénérescence atrophique du cartilage avec transformation en tissu conjonctif. Dans les points où le cartilage se montre ulcéré, villeux, lamelleux, on trouve toute la surface des lamelles des villosités couverte de cellules épithélioïdales. Dans les parties les plus profondes au voisinage de l'os, le cartilage a encore conservé sa structure normale. Dans les parties intermédiaires se montrent toutes les formes de transition entre le tissu conjonctif et le tissu cartilagineux. Chez un vieillard présentant des lésions

(1) *Revue des sciences médicales*, t. IV, p. 244.

» identiques et ne pouvant être rapportées qu'à un repos
» prolongé de l'articulation du genou, Reyher a constaté
» le même revêtement épithélioïdal de toute la surface
» des villosités. Au-dessous existait une dégénérescence
» graisseuse des cartilages comme elle se montrait dans
» les articulations du même sujet et à côté de celle-ci
» une prolifération des éléments conjonctifs très-pro-
» noncée surtout vers la périphérie, capsules renfer-
» mant de nombreuses cellules filles, cellules fusiformes,
» substance intercellulaire devenant fibrillaire. La plu-
» part du temps ces cellules épithélioïdales semblent
» naître sur place par transformation directe des élé-
» ments du cartilage. En certains points elles paraissent
» provenir de la synoviale ; mais il n'y a pas de dévelop-
» pement vasculaire. »

Reyher en conclut que l'immobilité complète et prolongée d'une articulation amène la dégénérescence des cartilages articulaires et leur transformation en tissu conjonctif. Mais cette lésion est exactement limitée aux points où les cartilages cessent d'être en contact les uns avec les autres, et jamais elle ne conduit à une ankylose fibreuse ou cartilagineuse.

En résumé, nous dirons avec Malgaigne et la plupart des auteurs qui ont écrit sur cette question que :

L'immobilité prolongée des articulations saines, alors même qu'elles ont été mises en position vicieuse, ne peut être suivie de la production d'adhérences intra-articulaires. Lorsque celles-ci existent il y a toujours eu arthrite, et cette inflammation articulaire ne nous paraît pas pouvoir être déterminée par l'immobilité seule, alors même qu'elle porte sur de petites articulations.

Les causes les plus fréquentes de l'arthrite sont : la pénétration de la fracture, la propagation de l'inflammation, la contusion de l'articulation, l'infiltration sanguine au voisinage des synoviales, l'épanchement sanguin intra-articulaire, l'entorse soit primitive, soit consécutive aux mouvements imprimés à une articulation immobilisée depuis longtemps, etc. Les raideurs consécutives à l'immobilisation d'articulations saines, raideurs qui ne méritent point le nom d'ankylose (lequel doit être réservé aux cas où il y a adhérences intra-articulaires fibreuses ou osseuses (Panas), ont leur raison d'être dans l'état des tissus fibreux péri-articulaires, capsule, ligaments intra ou extra-articulaires, aponévroses, tendons, muscles, tissu cellulaire. Les gaînes synoviales tendineuses peuvent aussi être le siége d'adhérences et nuire à la liberté des mouvements. Lorsqu'une articulation est immobilisée dans une position extrême en flexion ou en extension, certains ligaments ont leurs insertions rapprochées, d'autres les ont éloignées et sont distendus et tiraillés. Cet état anormal a pour résultat de développer dans l'intérieur des ligaments un certain degré d'inflammation. Les ligaments dont les insertions sont rapprochées se rétractent et tendent à devenir rectilignes. On conçoit que toute inflammation intra-articulaire soit propre à augmenter cet état des ligaments et devienne ainsi l'occasion d'une raideur qui aura alors une double cause, à savoir la rétraction des ligaments et les adhérences intra-articulaires.

M. le professeur Gosselin regarde comme une des causes les plus importantes de la rigidité l'épaississement et l'insuffisance d'extensibilité de la synoviale, consécutivement à la transformation cellulo-fibreuse et même fibreuse des matériaux plastiques, déposés dans sa trame par suite de l'arthrite plastique (1).

(1) *Clinique chirurg. de la Charité*, t. I, p. 150

Malgaigne exprime son opinion sur ce sujet de la façon suivante : « J'ai, dit-il, disséqué des doigts depuis longtemps fléchis et raidis dans cette position, et plus d'une fois j'ai trouvé les cartilages sains, la synoviale saine, les muscles libres ; les seuls ligaments empêchaient l'extension, et si on cherchait à l'obtenir par une force suffisante, on voyait se tendre jusqu'à se rompre les fibres des ligaments latéraux les plus voisines du sens de la flexion. Les tendons eux-mêmes se raccourcissent, et par exemple le ligament rotulien, qui n'est à vrai dire que la continuation du tendon des muscles extenseurs de la jambe, se raccourcit quelquefois de moitié de sa longueur primitive, entraînant le fragment inférieur de la rotule et le renversant de la façon la plus étrange (1). »

Il y a aussi à la suite d'immobilisation dans une position vicieuse des rétractions musculaires. Notre observation I en est un remarquable exemple.

Nous avons indiqué jusqu'à présent les lésions qu'on rencontrait dans les raideurs articulaires et les causes locales susceptibles de les produire, à savoir : l'immobilité des jointures, leur position, leur inflammation, etc. Il convient de ne pas négliger d'autres causes qu'on peut appeler prédisposantes et qui résident dans l'âge du malade et dans sa constitution.

Tout le monde sait en effet que les raideurs articulaires sont beaucoup plus rares chez les enfants que chez les adultes, alors même qu'il y a eu arthrite. Chez eux, l'importance des causes locales diminue et est dominée par l'âge du malade. La thèse d'Alison (2) contient un

(1) Malgaigne, *Fractures et luxations*, t. I, p. 136.
(2) Thèse de Paris, 1871.

très-grand nombre d'observations de fractures du fémur chez les enfants accompagnées d'épanchement dans le genou. Les malades furent immobilisés dans l'extension au moyen d'appareils divers. Dans aucun cas la raideur n'a été signalée. Toutefois la même immunité n'existe pas pour l'articulation du coude. Dans les observations citées dans la thèse de Berthomer (1), l'immobilisation du coude en extension fut suivie de raideur de cette jointure. Les raideurs articulaires ont d'autant plus de chances de se produire qu'on a affaire à des sujets plus avancés en âge.

Il faut aussi tenir grand compte de l'influence de la goutte et du rhumatisme, diathèses dont les manifestations ont habituellement les jointures pour siége.

Enfin, les petites articulations deviennent plus facilement rigides que les grandes. D'après M. Gosselin, la raideur des grandes articulations, à la suite du traitement des fractures, serait assez rare. Nous croyons qu'elle est un peu plus fréquente que ne le pense cet éminent professeur, et pour notre part nous l'avons rencontrée assez souvent. La thèse de Delthil en contient un nombre relativement considérable d'observations.

On conçoit que s'il était possible d'immobiliser les jointures dans des positions telles, que leurs ligaments ne soient ni distendus ni relâchés, on éviterait les raideurs, ou tout au moins on atténuerait beaucoup les mauvais effets de l'immobilisation prolongée. Ces positions n'existent évidemment pas d'une façon absolue. Quelle que soit la position dans laquelle on immobilise une articulation, certains ligaments seront toujours relativement distendus, d'autres relativement relâchés.

(3) Berthomer, Thèse de Paris, 1875.

Mais il est certaines positions dans lesquelles ce relâchement et cette distension sont aussi minimes que possible, et qu'à cause de cela on peut appeler *positions de repos* des articulations. On sait qu'en immobilisant dans ces positions des jointures enflammées et douloureuses, la douleur cesse et les phénomènes inflammatoires s'amendent. Malgaigne et Bonnet ont montré dans leurs ouvrages les heureux effets de l'immobilisation dans une bonne position dans le traitement des maladies articulaires. Or la position ne constitue pas seulement un moyen antiphlogistique puissant contre les arthrites; elle est aussi un moyen prophylactique excellent contre les raideurs articulaires consécutives au traitement des fractures, non-seulement dans les cas où l'immobilité prolongée agit sur des articulations saines, mais encore dans les cas les plus graves, alors que des fractures intra-articulaires sont compliquées d'arthrite plus ou moins intense. C'est ce que nous essayerons d'établir dans les pages qui suivent.

CHAPITRE II

DES MOYENS DE PRÉVENIR LES RAIDEURS ARTICULAIRES.

Nous avons exposé précédemment l'opinion de J.-L. Petit sur les raideurs articulaires, et rappelé qu'il conseillait, pour éviter cet accident, d'imprimer de bonne heure des mouvements aux jointures immobilisées. La plupart des chirurgiens qui sont venus après lui n'ont fait qu'insister sur l'importance de cette pratique.

En 1860, Morel-Lavallée lut à l'Académie de médecine une note intitulée : *Moyen nouveau et très-simple de prévenir l'ankylose et la raideur dans les fractures.* Ce moyen est un bandage articulé qui, au lieu d'entourer le membre dans toute sa longueur à la manière d'un cylindre inflexible, présente au niveau de chaque articulation une articulation correspondante, et permet ainsi d'imprimer des mouvements aux jointures pendant toute la durée du traitement. Pour établir cette brisure, il suffit, dans un appareil solidifiable ordinaire, d'interposer une couche d'un corps gras entre deux tours de bande superposés. Ainsi lubrifiés par leurs surfaces contiguës, ces deux tours restent indépendants et jouent merveilleusement l'un sur l'autre (Morel-Lavallée).

Bosia, dans sa thèse (1), expose cette même méthode et la recommande, tout en reconnaissant qu'elle est inapplicable dans beaucoup de cas et qu'elle présente de graves inconvénients. Voici du reste ses réflexions à ce sujet :

(1) Bosia, Thèse de Paris, 1861.

« Les fractures qui pénètrent dans les articulations prédisposent plus que toutes les autres aux raideurs et à l'ankylose vraie, et cela parce qu'il est très-difficile d'en faire la réduction exacte, et qu'il est plus difficile encore de la maintenir ; et même en les supposant maintenues d'une façon régulière, il est impossible pendant un temps d'imprimer des mouvements à l'article, sans que ceux-ci retentissent dans le foyer. Ainsi, le chirurgien se trouve entre deux écueils : Immobiliser la jointure en même temps que la fracture et combattre plus tard l'ankylose ; ou bien communiquer des mouvements et s'exposer à un défaut de consolidation ou à une consolidation vicieuse. »

Plus loin, l'auteur insiste de nouveau sur la grande prudence qu'on doit apporter à ces manœuvres :

« C'est avec les plus grands ménagements qu'on doit faire jouer les jointures. Toute secousse déterminerait de la douleur et retentirait dans le foyer de la fracture. Cette lenteur des mouvements ne saurait être trop recommandée, même lorsque le cal offre une certaine résistance. Le travail qui s'est fait au voisinage de la fracture est à peine éteint, et il ne faut pas beaucoup d'efforts pour en réveiller l'incendie. Les lésions les plus étranges peuvent exister sans que le chirurgien en soit prévenu. Mieux vaut obtenir des mouvements plus limités que s'exposer à des complications. »

Ainsi donc, cette méthode ne doit pas être employée dans les cas de fracture intra-articulaire, alors que la raideur est le plus à redouter, sous peine de s'exposer à des pseudarthroses ou à des consolidations vicieuses.

Les fractures voisines des articulations présentent les mêmes dangers. Le peu de longueur du fragment, et par suite le peu de prise qu'il offre, rend le maintien de la réduction difficile et ne permet pas d'éviter que les mouvements imprimés à l'article se communiquent au foyer de la fracture.

Alors même que la solution de continuité occupe la partie moyenne d'un os long, on n'est pas encore bien sûr que les mouvements ne retentiront pas jusque dans le foyer de la fracture.

Les appareils inamovibles qui entourent complétement un membre sont souvent un moyen d'immobilisation des plus imparfaits. Les tissus se dégonflent sous l'appareil, les membres s'atrophient, un vide s'établit entre l'appareil et le membre, et la contention devient insuffisante.

L'immobilité des fragments nous paraît être une indication capitale dans le traitement des fractures. L'absence de cette condition est une des causes les plus fréquentes des pseudarthroses. « La mobilité des fragments, dit Malgaigne (1), est l'obstacle qui s'oppose le plus directement à leur consolidation. C'est un fait qui n'a jamais rencontré de contradicteur et qu'il suffit d'énoncer en quelque sorte. Sur 44 cas de pseudarthrose, Norris a trouvé que la mobilité des fragments devait être nettement accusée dans 22 cas, et pouvait être soupçonnée dans plusieurs autres. »

M. le docteur Hennequin, dans un mémoire publié dans les *Archives de Médecine* (1869), conteste que l'immobilité absolue doive être recherchée dans le traitement des fractures, et prétend que les pseudarthroses et les consolidations tardives sont moins rares depuis qu'on a abandonné les appareils amovibles. La discussion et la réfutation de ces idées nous entraîneraient trop loin et

(1) Malgaigne, *Fractures et luxations*, t. I, p. 155.

seraient en dehors de notre sujet. Nous voulons seulement produire un fait que nous devons à notre excellent maître M. le docteur Panas, à qui nous sommes heureux d'exprimer notre gratitude pour les conseils dont il nous a aidé dans ce travail et pour la bienveillance qu'il nous a toujours témoignée. Ce fait, qu'il a observé à l'époque où il était interne de M. le professeur Nélaton, nous paraît de nature à convaincre ceux qui doutent des avantages de l'immobilisation dans le traitement des fractures.

Un malade âgé de quarante-cinq ans, d'une bonne constitution, entre à l'hôpital des Cliniques pour une fracture de jambe à la partie moyenne. Cette fracture était de cause directe, transversale, sans aucune déformation. La coaptation fut parfaitement maintenue pendant trois semaines au moyen d'un appareil de Scultet. Au bout de ce temps, M. Nélaton proposa à M. Burggraeve, qui quelques jours auparavant était venu lui présenter son appareil, de l'appliquer dans ce cas, ce qui fut fait. Mais les fragments étaient mal immobilisés, et le malade les sentait frotter l'un contre l'autre. Aussi lorsqu'au bout d'un mois on enleva l'appareil, non-seulement les fragments n'étaient pas consolidés, mais encore ils formaient un angle se traduisant par une déformation qui n'existait pas avant qu'on eût mis la jambe dans l'appareil Burggraeve. On abandonna ce mode de traitement, et le membre fut enveloppé d'un cylindre plâtré remontant jusqu'au genou, mais ne le dépassant pas. L'immobilité était encore imparfaite, et le malade percevait des mouvements dans sa fracture. On joignit à l'appareil plâtré une attelle immédiate de Dupuytren. Toutes ces tentatives restèrent sans succès, et au bout de quatre mois la consolidation n'était pas même commencée. Le malade découragé demandait à être débarrassé d'un membre désormais inutile. On l'engagea à attendre, et M. Panas lui appliqua un appareil plâtré qui cette fois remontait jusqu'à la partie moyenne de la cuisse, en enveloppant le genou. Les fragments étaient parfaitement immobilisés et le malade ne les sentait plus remuer l'un sur l'autre dans son nouvel appareil. Un mois après, la consolidation était effectuée.

Mais revenons à notre sujet.

L'appareil de Morel-Lavallée et la méthode qu'il sert à appliquer me semblent devoir être rejetés dans beaucoup de cas à cause des consolidations vicieuses ou des pseudarthoses auxquelles ils exposent. Nous savons du reste que la plupart des chirurgiens des hôpitaux de Paris ne l'emploient pas dans leur service, d'où on peut conclure que cette méthode leur a paru présenter plus d'inconvénients que d'avantages.

Toutefois notre opinion à ce sujet n'a rien d'absolu. Il est de nombreux cas dans lesquels la position seule est impuissante à éviter la raideur. Le moyen préconisé par M. Morel-Lavallée nous semble encore, malgré ses défauts, devoir être préféré à l'inaction complète.

Les résultats auxquels nous a conduit l'étude de l'influence de la position sur les effets produits par l'immobilisation des jointures sont malheureusement encore incomplets.

Nous savons dans quelle position il faut immobiliser les articulations du cou-de-pied, du genou et du poignet. Mais nous avons eu des insuccès constants pour le coude. Les observations que nous avons recueillies touchant l'influence de la position sur les articulations de la hanche et de l'épaule sont trop peu nombreuses pour nous autoriser à conclure. Aussi nous ne consacrerons que quelques lignes à ces trois dernières jointures.

CHAPITRE III

ARTICULATION DU GENOU.

Le nombre considérable des fractures de jambe et de cuisse qui obligent à immobiliser le genou, explique suffisamment la plus grande fréquence des raideurs de cette jointure. Nous avons dit qu'on s'était beaucoup occupé de la position dans laquelle on devait mettre les articulations, au point de vue du relâchement des muscles. C'est dans le but d'arriver à des résultats aussi parfaits que possible dans ce sens que Gallien, Fabrice d'Acquapendente, Pott recommandaient de placer les jointures dans une position moyenne. Mais Malgaigne est le premier qui recommanda cette position dans le but d'éviter les raideurs consécutives. La flexion au quart est la position qui lui paraît la plus avantageuse pour le genou, et cela pour plusieurs raisons :

Les risques de raideur consécutive sont diminués. Les muscles mis dans le relâchement rendent le maintien de la réduction facile. Elle ne cause aucune douleur au malade, contrairement à l'extension qui est extrêmement pénible si elle est complète. Aussi Malgaigne avait-il soin, lorsqu'il voulait exercer des tractions sur la jambe, de placer un petit coussin sous le creux poplité de façon à provoquer un léger degré de flexion du genou. Pour les cas où l'ankylose est inévitable, c'est encore la flexion légère qu'on devra préférer, car elle permet plus facilement la marche que si le genou a été immobilisé en extension complète. Dans cette dernière position la jambe est plus longue que du côté sain, et le malade ne peut marcher qu'en fauchant; tandis que s'il y a une légère flexion, les mouvements du pied suppléeront au raccourcissement du membre et la marche sera moins pénible (1).

Bonnet (2) est d'avis que la position la plus convenable pour le genou est celle dans laquelle la jambe n'est que médiocrement étendue sur la cuisse et où le talon descend moins bas d'un centimètre que du côté opposé.

Le docteur Delthil (3) rechercha quels étaient les appareils de fracture dont l'application était le moins souvent suivie de raideur. Il conclut que « l'extension continue détermine une perte complète des mouvements de l'articulation; que tous les appareils qui immobilisent le genou dans l'extension déterminent de la raideur. Tels sont les appareils de Scultet, les appareils inamovibles immédiats ou secondaires, les gouttières. Le double plan incliné prévient l'ankylose du genou et n'augmente pas le chevauchement. »

Ces conclusions sont basées sur de nombreux faits. L'observation n° 1 de la thèse de Delthil est des plus remarquables. Il est question d'une femme qui eut les deux cuisses cassées à un an et demi d'intervalle. La première fracture fut traitée par l'appareil de Scultet, la seconde par le double plan incliné. Cette dernière était parfaitement consolidée avec conservation des mouvements du genou, tandis que le membre qui avait

(1) Malgaigne, *Leçons d'orthopédie*, p. 169.
(2) *Gaz. méd. de Paris*, 1860, p. 739.
(3) *Loc. cit.*

été immobilisé un an et demi auparavant dans le Scultet était resté raide.

Le docteur Berger (1) arrive aux mêmes conclusions. Quatre fois sur douze cas l'immobilisation du genou fut suivie de raideur. Dans ces quatre cas le membre avait été maintenu dans l'extension au moyen de l'appareil de Scultet ou de gouttières. Chaque fois qu'il eut recours au double plan incliné ou à l'appareil d'Hennequin il n'y eut pas de raideur. M. Berger pense que ce dernier appareil place les jointures des adultes dans les mêmes conditions que les articulations des enfants, chez lesquels on sait que l'immobilisation du genou n'est jamais suivie de raideur, quelle que soit la position de la jointure. Les ligaments des jeunes sujets sont beaucoup plus élastiques et permettent aux surfaces articulaires de s'écarter. Cet écartement serait obtenu chez les adultes par la traction qu'exerce l'appareil d'Hennequin. Berger attribue le peu de raideur du genou à la suite de l'immobilisation de cette jointure en demi-flexion, à ce que dans cette position les adhérences intra-articulaires sont disposées de telle façon qu'elles sont relâchées lorsque le membre est ramené dans l'extension.

La position qui nous a paru devoir être préférée pour le genou est la flexion au quart, ou si l'on veut une demi-flexion incomplète. On verra dans les observations que nous publions plus loin que toutes les fois qu'il fut immobilisé dans cette position il n'y eut que peu ou point de raideur et cela même dans les cas de fracture intra-articulaire. (Obs. 1, 2, 8, 9, 10, 11, 12, 13). Toutes les fois au contraire qu'il fut immobilisé en extension, les mouvements furent très-compromis. (Obs. 3, 4, 5, 6, 7).

(1) *Loc. cit.*

CHAPITRE IV

ARTICULATION TIBIO-TARSIENNE.

La position naturelle du pied est la flexion à angle droit sur la jambe. C'est celle que les chirurgiens de tous les temps ont choisie chaque fois que l'immobilisation du pied leur a paru nécessaire. Cette position est en effet la plus avantageuse. Les parties molles péri-articulaires ne sont relativement distendues dans aucun sens. La réduction des fractures est facilitée et les fragments mis en contact ne tendent pas à se déplacer. En effet, si le pied était incliné en dehors ou en dedans, il entraînerait avec lui le fragment inférieur. Si le talon est enfoncé dans les coussins, les deux fragments forment un angle saillant en avant. Aucune de ces complications n'est à craindre si le pied est maintenu à angle droit sur la jambe dans une direction telle qu'une ligne tirée du milieu du bord interne du premier métatarsien au bord interne de la rotule soit parallèle à l'axe du membre. En outre de ces avantages, cette position offre encore celui d'éviter les raideurs articulaires consécutives. Ce n'est pas le moindre assurément, et cependant il a passé inaperçu. Nous n'avons trouvé dans aucun auteur, pas même dans Malgaigne, l'importance de cette position signalée comme moyen de prévenir les raideurs. Les observations 3, 4, 5, 6, 7, 8, 9, 10, 11, 12, 13, 14, 15, 16, 17, 18, 19, 20, 21, 22 montrent qu'il en est ainsi même dans les cas de fractures intra-articulaires, alors que les mouvements de la jointure sont le plus gravement menacés.

CHAPITRE V

ARTICULATION DE LA HANCHE.

« Quelle est la bonne position pour l'articulation de la hanche? Ce n'est pas l'extension qui tend les ligaments, les tiraille ainsi que les muscles, et ne peut que développer l'inflammation comme toutes les positions extrêmes. Ce qu'on doit chercher, c'est une flexion légère. Je place toujours dans ces cas les malades sur un double plan incliné. J'ai ainsi l'avantage de mettre au repos les deux principales brisures du membre inférieur (1). »

Nous partageons complétement l'opinion de Malgaigne sur ce point, à savoir : que l'extension est une position dangereuse et qu'il faut lui préférer une légère flexion ; mais nous n'avons que peu de faits à produire à l'appui.

L'observation que nous avons publiée au début de ce travail est un exemple des mauvais effets de l'extension. La thèse de Delthil contient un fait analogue (obs. IX).

Les articulations de la hanche et du genou avaient été immobilisées en extension pendant cent dix-sept jours au moyen de l'attelle de Smith pour une fracture du col. Quatorze mois après, aucune de ces articulations n'avait recouvré ses mouvements. On n'a jamais eu de semblable accident à déplorer chaque fois que le membre nférieur a été placé en légère flexion sur un double plan incliné. Il est vrai qu'on immobilise bien souvent la hanche en extension dans les appareils de Scultet, pour des fractures du fémur, sans observer de raideur

(1) Malgaigne, *Leçons d'orthopédie*, p. 219.

consécutive de la jointure. Dans ces cas, la conservation des mouvements nous paraît devoir être attribuée à l'imperfection de l'immobilité.

OBSERVATIONS

Observation I. — *Pied-bot équin varus, consécutif à une immobilisation prolongée du pied en extension.*

Plainguet (Jules), âgé de trente-sept ans, entré à l'hôpital Lariboisière le 8 mars 1875, salle Saint-Ferdinand, n° 12.

Ce malade est entré pour la première fois à l'hôpital Lariboisière le 15 février 1873, salle Saint-Augustin, service de M. le docteur Tillaux, pour une arthrite traumatique du genou droit. Le membre resta immobilisé dans une gouttière pendant trois mois et demi, le pied fixé à la partie plantaire de la gouttière dans une extension marquée. Lorsqu'on retira l'appareil on trouva le pied complètement immobilisé dans cette position vicieuse qu'il a toujours conservée depuis sans qu'il ait été possible de lui faire recouvrer ses mouvements par des manœuvres répétées. Il en est résulté une gêne considérable de la marche, le malade ne pouvant toucher le sol que par l'extrémité antérieure des métatarsiens. La pression continuelle de cette partie de la plante du pied a déterminé en ce point la production de callosités douloureuses qui ont décidé le malade à entrer de nouveau à l'hôpital.

Le pied est dans l'extension, le talon élevé, raccourci, presque appliqué contre la partie postérieure de la jambe. La plante du pied, beaucoup plus concave qu'à l'état normal, regarde en arrière et un peu en dedans; sa face dorsale un peu bombée regarde en avant et un peu en dehors. Son extrémité antérieure pose sur le sol de telle sorte que les articulations métatarso-phalangiennes offrent seules un point d'appui au membre. Les orteils sont dirigés en avant, leur face dorsale regardant en haut. Les muscles de la partie postérieure de la jambe sont fortement tendus, et le tendon d'Achille se présente sous l'aspect d'une corde qui empêche absolument la flexion du pied. Le tendon du jambier antérieur fait aussi saillie en avant et soulève la peau à la partie antéro-interne du pied. Il est impossible de déterminer le moindre mouvement de flexion du pied sur la jambe, et l'articulation tibio-tarsienne a complétement perdu ses mouvements de flexion et d'extension.

Le genou qui était resté raide pendant plusieurs mois à la suite de l'application de la gouttière a aujourd'hui recouvré tous ses mouvements.

Le 10 avril, M. Panas pratique la section sous-cutanée du tendon d'Achille; après cette opération, on parvient aisément à fléchir le pied à angle droit, et on le fixe dans cette position au moyen d'une machine. Le malade sort de l'hôpital peu de temps après, pourvu d'un appareil orthopédique.

Obs. II. — *Fracture des condyles du fémur. Immobilisation du genou pendant trente-trois jours en position fléchie. Conservation des mouvements.*

Le nommé Perron (Auguste), âgé de trente-deux ans, entre à l'hôpital Lariboisière le 1er mars 1875, salle Saint-Ferdinand n° 11, service de M. le docteur Panas, pour une fracture de l'extrémité inférieure du fémur datant du 28 février. Le genou est très-volumineux, distendu par un épanchement considérable. Le condyle externe, rejeté en dehors, soulève fortement la peau et déborde le tibia dans une étendue assez considérable. Le condyle interne du fémur a conservé ses rapports normaux avec le condyle correspondant du tibia.

Traitement : Application d'une gouttière plâtrée qui immobilise le genou dans une position intermédiaire entre la demi-flexion et l'extension. Compression sur la partie antérieure du genou, restée découverte avec de la ouate. Levée de l'appareil le 4 avril après trente-trois jours d'immobilité absolue. On ne peut imprimer aucune mobilité aux fragments. Les mouvements d'extension et de flexion sont conservés, quoique cependant ce dernier mouvement ne puisse être porté à ses limites extrêmes sans provoquer une certaine sensibilité. Mais lorsque le 20 avril le malade est envoyé en convalescence, la jambe peut aisément être appliquée contre la face postérieure de la cuisse sans que ce mouvement provoque aucune douleur. Les mouvements spontanés sont également bien conservés.

Obs. III. — *Fracture sus-malléolaire des deux os de la jambe. Immobilisation pendant quarante jours du genou en extension, du pied à angle droit. Raideur du genou, conservation des mouvements du pied.*

Marteau (Adélaïde), cinquante-trois ans, entrée à l'hôpital Lariboisière le 4 janvier 1875, salle Sainte-Marthe, n° 31, service de M. le docteur Panas.

Fracture sus-malléolaire des deux os de la jambe à environ 3 centimètres au-dessus de la base des deux malléoles, datant du 3 janvier. Application le 5 janvier d'une gouttière plâtrée remontant jusqu'un peu au-dessus de la partie moyenne de la cuisse et immobilisant le genou dans l'extension, le pied à angle droit. Levée de l'appareil le 15 février après quarante jours d'immobilité... La fracture est parfaitement consolidée. Les mouvements spontanés et communiqués de l'articulation tibio-tarsienne s'accomplissent sans aucune douleur et sont à peu près aussi étendus que ceux du côté non immobilisé. Mais il n'en est pas de même des mouvements du genou qu'on ne peut fléchir que de 8 à 10 degrés en provoquant une douleur vive.

La malade est sortie de l'hôpital un mois après, conservant cette raideur du genou qui n'a pas été sensiblement améliorée par les manœuvres qu'on lui a fait subir.

Obs. IV. — *Fracture des deux os de la jambe à la partie moyenne. Épanchement dans l'articulation du genou. Immobilisation pendant deux mois du genou en extension, du pied à angle droit. Raideur incomplète du genou. Conservation des mouvements de l'articulation tibio-tarsienne.*

Cocivral (Henri), trente-cinq ans, charbonnier, entré le 1er février 1875 à l'hôpital Lariboisière, salle Saint-Ferdinand, n° 8, service de M. le docteur Panas.

Fracture des deux os de la jambe à leur partie moyenne. Le fragment supérieur du tibia fait une saillie notable qui fait craindre qu'il ne perfore la peau. Épanchement assez considérable dans l'articulation du genou. Application d'une gouttière plâtrée remontant jusqu'à la partie moyenne de la cuisse le 2 février. Le genou est immobilisé dans l'extension, le pied à angle droit. Le fragment supérieur du tibia est refoulé en arrière au moyen d'un petit coussin et d'une attelle.

Levée de l'appareil le 2 avril, après deux mois d'immobilisation. Les mouvements de l'articulation tibio-tarsienne sont intacts. Le genou est un peu raide et ne peut être fléchi que d'environ 15 degrés. Lorsqu'on cherche à le fléchir davantage, on provoque une très-vive douleur qui ne permet pas d'accomplir plus complétement ce mouvement. Le 8 avril, le malade est envoyé en convalescence. On est parvenu à augmenter de quelques degrés le mouvement de flexion du genou.

Obs. V. — *Fracture des deux os de la jambe. Immobilisation pendant trente-six jours du genou dans l'extension, du pied à angle droit. Légère raideur du genou, conservation des mouvements du pied.*

Le nommé Seyer (Jacques), âgé de cinquante-sept ans, entré à l'hôpital Lariboisière le 22 janvier 1875, salle Saint-Ferdinand, n° 18, service de M. Panas.

Fracture de jambe à l'union du tiers inférieur et du tiers moyen datant du 21 janvier. Application le 22 janvier d'une gouttière plâtrée immobilisant le genou dans l'extension, le pied à angle droit.

Levée de l'appareil le 1er mars après trente-six jours d'immobilité. Fracture parfaitement consolidée. On imprime à l'articulation tibio-tarsienne des mouvements aussi étendus que du côté opposé sans développer aucune force et sans provoquer aucune douleur. Les mouvements spontanés sont comme toujours un peu moins librement exécutés.

Quant au genou, il peut être fléchi à angle droit ; mais ce mouvement s'accompagne d'une douleur très-vive et ne peut être porté plus loin à cause de la douleur et de la résistance qu'on éprouve.

Le malade est envoyé en convalescence le 2 mars.

Obs. VI. — *Fracture de jambe au tiers inférieur. Immobilisation pendant quarante-trois jours du genou en extension, du pied à angle droit. Raideur incomplète du genou, conservation des mouvements de l'articulation tibio-tarsienne.*

Le nommé Guibert Adrien, cinquante ans, sellier, entré le 19 avril 1875, salle Saint-Honoré, n° 33, à l'hôpital Lariboisière, service de M. Panas.

Fracture de la jambe droite à l'union du tiers inférieur

avec le tiers moyen datant du 18 avril. Application d'une gouttière plâtrée le 19 avril immobilisant le genou dans l'extension, le pied à angle droit.

Levée de l'appareil le 3 juin après quarante-trois jours d'immobilité. La fracture est parfaitement consolidée. Les mouvements de l'articulation tibio-tarsienne sont aussi faciles et aussi étendus que ceux du côté non immobilisé. Quant au genou on parvient à l'amener en demi-flexion, mais en arrachant au malade des cris dus à la douleur extrêmement vive provoquée par ces mouvements.

Le 10 juin le malade est envoyé en convalescence dans le même état.

Obs. VII. — *Fracture de la rotule. Immobilisation pendant trente-huit jours du genou dans l'extension, du pied à angle droit. Raideur complète du genou. Conservation des mouvements du pied.*

Le nommé Kleitz, journalier, âgé de vingt-quatre ans, entre à l'hôpital Lariboisière, salle Saint-Honoré, n° 29, service de M. Panas, le 18 janvier 1875.

Fracture de la rotule droite par contraction musculaire datant du 18 janvier. Cette fracture est transversale et l'écartement des fragments minime.

23 janvier, application d'une gouttière plâtrée immobilisant le genou dans l'extension, le pied à angle droit.

Levée de l'appareil le 3 mars après trente-huit jours d'immobilisation.

La consolidation est effectuée et paraît osseuse. Le genou est raide, tellement qu'on ne peut parvenir à lui imprimer le plus léger mouvement de flexion. Ces tentatives de flexion, quoique faites avec beaucoup de précaution, provoquent de très-vives douleurs.

Les mouvements du pied sont parfaitement conservés, aussi libres que ceux du côté opposé. 4 mars, le malade est envoyé en convalescence.

Obs. VIII. — *Fracture de jambe au tiers inférieur. Immobilisation pendant soixante-dix jours du genou en flexion légère, du pied à angle droit. Conservation des mouvements du genou et du pied.*

Carnand (Victor), entré à l'hôpital Lariboisière, salle Saint-

Ferdinand, n° 11, le 17 novembre 1874, service de M. Panas. Fracture de la jambe droite au tiers inférieur.

18 novembre : application d'une gouttière plâtrée immobilisant le pied à angle droit, le genou dans une extension incomplète (flexion de 10°).

Levée de l'appareil le 27 janvier 1875 après soixante-dix jours d'immobilité.

Les mouvements communiqués de l'articulation tibio-tarsienne sont aussi étendus que du côté sain et sont obtenus sans développer aucune douleur. Les mouvements spontanés sont un peu moins libres.

Le genou peut être complétement fléchi, mais ce mouvement est un peu douloureux et s'accompagne de craquements. Quelques jours après, le malade peut exécuter avec cette jointure des mouvements assez étendus. Il est envoyé en convalescence dans les premiers jours du mois de février.

Obs. IX. — *Fracture sus-malléolaire des deux os de la jambe. Immobilisation pendant quarante-cinq jours du genou en flexion, du pied à angle droit. Conservation des mouvements de ces deux jointures.*

Devaux (Marie), quarante-cinq ans, entrée le 19 février 1875 à l'hôpital Lariboisière, salle Sainte-Marthe, n° 27, service de M. Panas.

Fracture des deux os de la jambe immédiatement au-dessus de la base des deux malléoles datant du 18 février.

20 février : Application d'une gouttière plâtrée immobilisant le pied à angle droit, le genou dans une position intermédiaire entre la demi-flexion et l'extension (35°).

2 avril. Levée de l'appareil. Fracture parfaitement consolidée. Les mouvements communiqués des articulations du genou et du pied sont aussi étendus que ceux du côté sain et sont obtenus sans aucune douleur. Les mouvements spontanés sont un peu moins étendus et ne s'exécutent pas sans une certaine gêne.

Obs. X. — *Fracture bi-malléolaire de la jambe. Immobilisation pendant trente-six jours du genou en flexion, du pied à angle droit. Conservation des mouvements.*

Bazin, quarante-trois ans, entrée le 27 février 1875, à l'hôpital Lariboisière, salle Sainte-Marthe, n° 5, service de M. Panas.

Fracture bi-malléolaire de la jambe gauche datant du 26 février. Contusion et gonflement considérable du cou-de-pied.

27 février : Application d'une gouttière plâtrée immobilisant le pied à angle droit, le genou en flexion à 30°. Levée de l'appareil le 8 avril après trente-six jours d'immobilité. Fracture consolidée. Conservation parfaite des mouvements communiqués et spontanés du genou et du cou-de-pied. Le genou peut-être amené en flexion et en extension complète avec la plus grande facilité et sans aucune douleur. Il en est de même pour le pied.

Obs. XI. — *Fracture de jambe. Immobilisation pendant trente-cinq jours du genou en flexion, du pied à angle droit. Conservation des mouvements.*

Maleter (Jean), trente-deux ans, journalier, entré le 6 mars 1875 à l'hôpital Lariboisière, salle Saint-Ferdinand, n° 13, service de M. Panas.

Fracture des deux os de la jambe à la partie moyenne datant du 6 mars.

7 mars : Gouttière plâtrée immobilisant le genou dans une position intermédiaire entre la demi-flexion et l'extension, et le pied à angle droit. Levée de l'appareil le 13 avril. Fracture incomplétement consolidée. Conservation parfaite des mouvements des articulations du genou et du cou-de-pied, qui sont aussi libres et aussi étendus que ceux du côté non immobilisé.

Application d'une nouvelle gouttière plâtrée avec laquelle le malade est renvoyé chez lui sur sa demande le 18 avril.

Obs. XII. — *Fracture de jambe. Immobilisation pendant quarante-trois jours du genou en flexion, du pied à angle droit. Conservation des mouvements.*

Matou (Jean), trente-six ans, entré le 3 mai 1875 à l'hôpital Lariboisière, salle Saint-Ferdinand, n° 32, service de M. Panas.

Fracture de la jambe droite au tiers inférieur datant du 2 mai 1875.

3 mai : Application d'une gouttière plâtrée immobilisant le genou en flexion au quart, le pied à angle droit.

16 juin. Levée de l'appareil après quarante-trois jours d'immobilité. Fracture parfaitement consolidée. Mouvements communiqués du genou et du cou-de-pied aussi étendus que du côté gauche et obtenus sans provoquer de douleurs et sans avoir à développer le moindre effort.

Le malade sort de l'hôpital le 20 juin.

Obs. XIII. — *Fracture sus-malléolaire de la jambe. Immobilisation pendant trente-sept jours du genou en flexion au quart, du pied à angle droit. Conservation des mouvements.*

Defaire, âgé de quarante-deux ans, entré le 22 février 1875 à l'hôpital Lariboisière, salle Saint-Honoré, n° 32, service de M. Panas.

Fracture sus-malléolaire de la jambe droite par cause directe datant du 21 février.

23 février. Gouttière plâtrée maintenant le genou en flexion au quart, le pied à angle droit.

2 avril. Levée de l'appareil après trente-sept jours d'immobilité. Fracture consolidée. Les mouvements des deux jointures sont libres et conservés dans toute leur étendue.

Le 22 avril le malade est envoyé en convalescence.

Obs. XIV. — *Fracture bi-malléolaire de la jambe. Immobilisation du pied à angle droit pendant quarante-trois jours. Conservation des mouvements.*

Guillot, quarante-deux ans, entré le 7 mai 1875 à l'hôpital Lariboisière, salle Saint-Honoré, n° 5, service de M. Panas.

Fracture bi-malléolaire de la jambe droite survenue le 6 mai à la suite d'un mouvement de torsion du pied. Renversement considérable du pied en dehors.

7 mai. Réduction de la fracture qui est maintenue au moyen d'une gouttière plâtrée qui immobilise le pied à angle droit.

19 juin. Levée de l'appareil. La fracture est parfaitement consolidée. Les mouvements communiqués de l'articulation tibio-tarsienne sont intacts. Ils sont aussi étendus que du côté gauche et s'exécutent sans aucune douleur.

Obs. XV. — *Fracture bi-malléolaire. Immobilisation du pied à angle droit pendant quarante-sept jours. Conservation des mouvements.*

Jacquet (François), cinquante ans, entré le 27 novembre 1874 à l'hôpital Lariboisière, salle Saint-Ferdinand, n° 26, service de M. Panas.

Fracture de la malléole externe, un peu au-dessus de sa base et arrachement de la malléole interne datant du 26 novembre.

28 novembre. Gouttière plâtrée immobilisant le pied à angle droit.

14 janvier 1875. Levée de l'appareil après quarante-sept jours d'immobilité. Fracture consolidée et conservation parfaite des mouvements de l'articulation tibio-tarsienne. Malgré cela la marche est pénible à cause d'une douleur que le malade localise au siége même de sa fracture du péroné. Les mouvements spontanés de la jointure ne provoquent aucune sensation douloureuse.

Le malade sort de l'hôpital le 15 janvier.

Obs. XVI. — *Fracture bi-malléolaire de la jambe. Immobilisation pendant quarante jours du pied à angle droit. Conservation des mouvements.*

Delattre (Jean), quarante ans, entré le 17 avril 1875 à l'hôpital Lariboisière, salle Saint-Ferdinand, n° 3, service de M. Panas.

Fracture de la malléole externe siégeant à 5 centimètres au-dessus du sommet de cette apophyse et arrachement du sommet de la malléole interne. L'accident est arrivé le 17 avril à la suite d'une torsion du pied.

18 avril. Réduction de la fracture. Le pied qui était déjeté en dehors est ramené dans l'axe de la jambe et immobilisé à angle droit au moyen d'une gouttière plâtrée.

Levée de l'appareil le 27 mai après quarante jours d'immobilisation. La consolidation est parfaite. Les mouvements de l'articulation sont intacts et presque aussi étendus que du côté non immobilisé. Lorsqu'on arrive aux limites extrêmes de la flexion et de l'extension on développe une certaine sensibilité.

Sort de l'hôpital le 4 juin.

Obs. XVII. — *Fracture bi-malléolaire de la jambe. Immobilisation du pied à angle droit pendant quarante-trois jours. Conservation des mouvements.*

Rochert (Pierre), trente-sept ans, entré le 14 avril 1875 à l'hôpital Lariboisière, salle Saint-Ferdinand, n° 24, service de M. Panas.

Fracture des deux malléoles datant du 14 avril. La malléole externe est fracturée à 4 centimètres au-dessus de sa pointe, le sommet de la malléole interne est arraché. Renversement du pied en dehors et gonflement considérable du cou-de-pied. Réduction de la fracture le 14 avril et immobilisation du pied à angle droit dans une gouttière plâtrée.

25 mai. Levée de l'appareil après quarante-trois jours d'immobilité. Fracture parfaitement consolidée. Mouvements communiqués de l'articulation tibio-tarsienne aussi étendus que de l'autre côté. Les mouvements spontanés sont un peu moins étendus et s'exécutent avec timidité, mais sans provoquer aucune douleur.

1er juin. Le malade sort de l'hôpital.

Obs. XVIII. — *Fracture de l'extrémité inférieure du péroné. Immobilisation du pied à angle droit pendant un mois; conservation des mouvements.*

Chauvet, âgé de seize ans et demi, demeurant à Montmartre, rue des Couronnes, n° 26, vient à l'hôpital Lariboisière, service de M. Panas, le 8 janvier, pour une fracture de l'extrémité inférieure du péroné siégeant à 4 centimètres au-dessus du sommet de la malléole. Cette fracture date du 1er janvier.

9 janvier. Application d'une gouttière plâtrée immobilisant le pied à angle droit. Levée de cet appareil le 8 février 1875. Fracture parfaitement consolidée. Mouvements communiqués et spontanés de l'articulation tibio-tarsienne intacts aussi libres que du côté opposé. La marche est gênée par une douleur assez vive qui se produit au niveau du siége de la fracture lorsque le malade s'appuie sur son pied.

Obs. XIX. — *Fracture de l'extrémité inférieure du péroné. Immobilisation du pied à angle droit pendant vingt-huit jours. Conservation des mouvements.*

Lucas (Aline), âgée de vingt-cinq ans, entrée le 22 jan

vier 1875 à l'hôpital Lariboisière, salle Sainte-Marthe, n° 34, service de M. Panas.

Fracture de l'extrémité inférieure du péroné gauche, siégeant à 4 centimètres au-dessus du sommet de la malléole. Date de la fracture : 21 janvier.

23 janvier. Application d'une gouttière plâtrée immobilisant le pied à angle droit.

20 février. On enlève l'appareil après vingt-huit jours d'immobilité. La fracture est consolidée. Les mouvements communiqués et spontanés de la jointure sont aussi étendus et s'exécutent aussi librement que du côté droit.

Obs. XX. — *Fracture de l'extrémité inférieure du péroné. Immobilisation du pied à angle droit pendant vingt-cinq jours. Conservation des mouvements.*

Grimault, âgé de trente-deux ans, entré le 27 décembre 1874 à l'hôpital Lariboisière, salle Saint-Ferdinand, n° 31, service de M. Panas.

Fracture de l'extrémité inférieure du péroné datant du 26 décembre.

28 décembre. Application d'une gouttière plâtrée immobilisant le pied à angle droit.

22 janvier. On enlève l'appareil après vingt-cinq jours d'immobilité. Les mouvements communiqués sont aussi étendus que du côté non immobilisé et s'exécutent sans la moindre douleur. Les mouvements spontanés sont un peu gênés et le malade ne marche qu'avec une certaine hésitation. Il sort de l'hôpital et est envoyé en convalescence.

Obs. XXI. — *Fracture du péroné au tiers supérieur. Immobilisation du pied à angle droit pendant trente-cinq jours. Conservation des mouvements.*

Labbé (Pierre), âgé de cinquante-cinq ans, entré le 31 mars 1875 à l'hôpital Lariboisière, salle Saint-Honoré, n° 11, service de M. Panas.

Fracture du péroné au tiers supérieur, datant du 30 mars, due à un mouvement violent de torsion du pied. Cette fracture existe seule, sans être accompagnée d'aucune lésion des deux malléoles ni de l'articulation tibio-tarsienne. Elle est caractérisée par de la douleur siégeant à l'union du tiers supérieur du péroné avec le tiers moyen, par de la mobilité et de la crépitation.

Traitement. Immobilisation de la jambe droite dans une gouttière plâtrée remontant jusqu'à sa partie supérieure et immobilisant le pied à angle droit.

5 mai. On enlève l'appareil après trente-cinq jours d'immobilité. La fracture est consolidée et les mouvements communiqués et spontanés de l'articulation tibio-tarsienne sont conservés dans toute leur intégrité.

Obs. XXII. — *Fracture de l'extrémité inférieure du péroné. Immobilisation du pied à angle droit pendant trente-deux jours. Conservation des mouvements.*

Armandin (Justine), âgée de vingt-huit ans, entrée le 4 mars 1875 à l'hôpital Lariboisière, salle Sainte-Jeanne, n° 21. Fracture de la malléole externe du côté droit datant du 4 mars.

Le 7 mars, application d'une gouttière plâtrée immobilisant le pied à angle droit.

8 avril. On enlève l'appareil après trente-deux jours d'immobilité. La fracture est consolidée et les mouvements du cou-de-pied du côté immobilisé sont aussi libres que ceux du côté opposé.

CHAPITRE VI

ARTICULATION DU POIGNET.

La raideur du poignet et des doigts consécutive au traitement des fractures de l'extrémité inférieure du radius est très-fréquente et constitue une des causes principales de la gravité de cette lésion. Chez les individus prédisposés par l'âge qui, comme on le sait, sont particulièrement sujets à cette fracture, et chez les rhumatisants et les goutteux, la raideur du poignet est souvent incurable. Là, en effet, se trouvent réunies les deux causes locales principales des raideurs, à savoir : l'immobilité et l'inflammation. Ces fractures sont ou très-voisines de l'articulation ou pénétrantes. Dans les deux cas, il est rare qu'elles ne s'accompagnent pas d'arthrite. L'inflammation peut se propager aux gaînes synoviales et faire naître ainsi une nouvelle cause de raideur. Les articulations métacarpo-phalangiennes et phalangiennes perdent aussi leurs mouvements si on n'a pas soin de les leur conserver en les exerçant pendant le cours du traitement. La raideur de ces petites jointures ne peut être attribuée qu'à l'immobilité seule. On sait du reste qu'elles sont plus prédisposées à perdre leurs mouvements que les grandes articulations. Aussi s'est-on appliqué, dans les appareils qu'on a construits pour traiter ces fractures, à laisser le poignet et les articulations des doigts libres, en ne faisant descendre les attelles palmaire et dorsale que jusqu'à la première rangée du carpe. Tel est l'appareil recommandé par Malgaigne et adopté par beaucoup de chirurgiens. Malgré ces précautions on trouve habituellement après avoir enlevé l'appareil de la raideur du poignet et des doigts. « Ces résultats, dit M. le professeur Gosselin (1), sont très-ordinaires et vous les rencontrerez souvent dans la pratique. Il faut même avoir soin de les signaler par avance à vos malades pour qu'ils sachent bien que les difficultés des mouvements dont ils auront longtemps à se plaindre après une fracture de l'extrémité inférieure du radius ne tiennent pas à l'insuffisance ou à la mauvaise direction des soins donnés, mais sont une conséquence de la maladie elle-même. »

Cette position dans laquelle la main tombe nous paraît des plus propres à développer la raideur. Les ligaments dorsaux de l'article sont tendus et tiraillés; les ligaments palmaires sont relâchés et les surfaces articulaires pressent fortement l'une contre l'autre. Il n'en est pas ainsi lorsque la main est soutenue et immobilisée dans une extension légère, de façon à faire un angle de 7 à 8 degrés avec la direction de l'avant-bras. Aucun ligament n'est, ni très-distendu, ni très-relâché. Chaque fois qu'à la suite de fracture de l'extrémité inférieure du radius nous avons immobilisé le poignet dans cette position, nous n'avons eu que peu ou point de raideur consécutive (Obs. XXIII, XXIV, XXV, XXVI, XXVII, XXVIII, XXIX, XXX).

Dans un seul cas, les mouvements n'ont pas été aussi étendus que normalement du côté de la flexion, inconvénient dont nous ne croyons pas devoir tenir grand compte, parce que le mouvement de flexion tend à s'accroître de lui-même, la main étant naturellement portée à tomber et à se fléchir par l'effet de la pesanteur. De plus nous avons pu voir que cette légère diminution d'étendue du mouvement de flexion disparaissait vite par l'exercice.

(1) Gosselin, *Clinique chirurgicale de la Charité*, t. I, p. 395.

L'appareil dont nous nous servons pour immobiliser le poignet et traiter les fractures de l'extrémité inférieure du radius est une gouttière plâtrée que nous appliquons immédiatement après la réduction de la fracture. Pendant que le plâtre se solidifie, une attelle en fil de fer appliquée à la face palmaire de l'avant-bras et des compresses graduées pressant sur la face dorsale du fragment inférieur et le repoussant en avant, permettent de maintenir la réduction. La gouttière plâtrée se termine à la partie moyenne de la paume de la main de manière à laisser aux articulations métacarpo-phalangiennes et phalangiennes toute leur liberté. On évite ainsi sûrement la raideur de ces petites jointures. Ces gouttières plâtrées sont très-faciles à appliquer, très-légères et elles nous ont toujours donné d'excellents résultats; aussi nous paraissent-elles devoir être recommandées. Toutefois on peut aussi réussir à immobiliser les jointures en bonne position par d'autres moyens, tels que des attelles, des coussins et des bandes.

Nous avons eu également recours aux gouttières plâtrées pour maintenir dans une position fixe les autres jointures que nous avons immobilisées.

CHAPITRE VII

ARTICULATION DU COUDE ET DE L'ÉPAULE.

Nous avons dit plus haut que nous n'avions pas réussi à prévenir les raideurs du coude consécutives au traitement des fractures. D'après M. Bonnet, « la position la plus convenable pour le coude est celle où l'avant-bras fait un angle droit avec l'humérus, et dans laquelle l'avant-bras est placé dans une position intermédiaire entre la pronation et la supination. Dans cette position, aucune partie molle n'est distendue, et si l'ankylose a lieu, le membre est dans la position la plus favorable à l'exercice de ses fonctions (1). »

Toutefois, il nous paraît qu'on doit faire une exception en faveur des enfants. On sait que chez eux les raideurs articulaires se produisent moins fréquemment que chez l'adulte et qu'elles sont moins rebelles au traitement. Aussi ne croyons-nous pas que chez eux il faille poser l'immobilisation du coude à angle droit comme une règle absolue. Dans certains cas de fracture du coude, l'immobilisation de cette jointure en extension complète facilite beaucoup la réduction et la contention des fragments. M. le docteur Berthomer (2) recommande beaucoup cette pratique, et cite à l'appui de son opinion huit observations de fracture du coude dans lesquelles la raideur consécutive à l'immobilisation de la jointure en extension avait complétement disparu au bout de dix ou quinze jours sous l'influence d'un traitement approprié (mouvements forcés et douches).

Quant à l'articulation de l'épaule, on sait que le plus souvent ses mouvements sont très-diminués à la suite de l'application des divers appareils employés dans le traitement des fractures de l'extrémité supérieure de l'humérus, appareils qui presque tous immobilisent le bras dans l'adduction. Dans un cas de fracture du col de l'humérus, avec saillie considérable du fragment inférieur, Tyrel immobilisa le bras à angle droit au moyen d'une

(1) Bonnet, *Traité des maladies articulaires.*
(2) Berthomer, *loc. cit*

attelle rectangulaire dont un des côtés s'appliquait sur la partie latérale du thorax, tandis que le bras reposait sur l'autre (1). C'est la position recommandée par Duverney. Mais ces chirurgiens ne s'occupaient que d'obtenir et de maintenir la coaptation des fragments, et ils n'ont point cherché quelle influence cette position pouvait avoir sur les raideurs consécutives. Bonnet (2) recommande de mettre l'épaule dans l'abduction avec une légère propulsion en avant. Nous avons eu l'occasion d'expérimenter cette position sur un malade dont nous donnons plus loin l'observation. Les résultats que nous avons obtenus au point de vue de la raideur consécutive sont un peu moins mauvais que dans les cas où l'épaule a été immobilisée en adduction. Mais nous n'avons que cette seule observation, et elle est tout à fait insuffisante pour nous autoriser à admettre les avantages de la position préconisée par Bonnet.

OBSERVATIONS

Obs. XXIII. — *Fracture de l'extrémité inférieure du radius. Immobilisation, pendant trente jours, de la main en extension. Conservation des mouvements.*

Communo (Joseph), âgé de quarante ans, entré le 3 février 1875 à l'hôpital Lariboisière, salle Saint-Ferdinand, n° 11, service de M. Panas.

Fracture de l'extrémité inférieure du radius, datant du 2 février.

(1) Cité par Malgaigne, *Fractures et luxations*, p. 255.

(2) Bonnet, *Traité des maladies articulaires*.

4 février. Réduction de la fracture et application d'une gouttière plâtrée qui immobilise le poignet dans une position telle, que la main se continue directement avec la direction de l'avant-bras sans faire aucun angle avec celui-ci.

6 mars 1875. On enlève l'appareil après trente jours d'immobilité. La fracture est parfaitement consolidée et les mouvements communiqués et spontanés du poignet sont aussi étendus et s'exécutent aussi librement que les mouvements du poignet non immobilisé.

Obs. XXIV. — *Fracture de l'extrémité inférieure du radius. Immobilisatioa du poignet en extension légère pendant trente-sept jours. Conservation des mouvements.*

Mme Moussard, âgée de soixante ans, demeurant à Montmartre, vient à la consultation de l'hôpital Lariboisière, service de M. Panas, pour une fracture de l'extrémité inférieure du radius gauche, datant du 2 janvier.

Le 4 janvier 1875, réduction de la fracture et application d'une gouttière plâtrée descendant jusqu'à la partie moyenne de la paume de la main et immobilisant le poignet en extension, de façon que la main fait avec le plan de l'avant-bras un angle d'environ 6 degrés.

10 février. On enlève l'appareil après trente-six jours d'immobilité. Fracture consolidée et mouvements de l'articulation radio-carpienne conservés dans toute leur intégrité. Immédiatement après qu'on a enlevé l'appareil, la malade se sert de sa main gauche pour s'habiller tout aussi aisément que de sa main droite et sans éprouver la moindre gêne.

Obs. XXV. — *Fracture de l'extrémité inférieure du radius. Immobilisation du poignet en extension pendant vingt jours. Conservation des mouvements.*

Prodary (Louis), cinquante-trois ans, entré à l'hôpital Lariboisière, salle Saint-Ferdinand, n° 21, service de M. Panas.

Date de la fracture : 17 mars. Déformation caractéristique, mais pas de mobilité ni de crépitation. Fracture par pénétration.

19 mars. Réduction de la fracture et immobilisation de la main en extension, de façon qu'elle fait avec la direction de l'avant-bras un angle de 7 à 8 degrés.

8 avril. On enlève l'appareil après vingt jours d'immobilité. Les mouvements d'extension, d'adduction et d'abduction sont aussi étendus et s'exécutent aussi aisément qu'à l'état normal. Seul le mouvement de flexion est un peu plus limité et il s'en faut de quelques degrés qu'il ne soit aussi complet que du côté non immobilisé.

Obs. XXVI. — *Fracture de l'extrémité inférieure du radius. Immobilisation de la main en extension pendant vingt-cinq jours. Conservation presque complète des mouvements.*

Decaudin, âgé de quarante-sept ans, demeurant à Saint-Ouen, se présente à l'hôpital Lariboisière, service de M. Panas, pour une fracture de l'extrémité inférieure du radius, datant du 24 mars 1875.

25 mars. Application d'une gouttière plâtrée immobilisant la main en extension légère.

19 avril. On enlève l'appareil après vingt-cinq jours d'immobilité. Fracture parfaitement consolidée. Conservation des mouvements du poignet dans toute leur intégrité, à part le mouvement de flexion qui est un peu moins étendu que normalement.

Obs. XXVII. — *Fracture de l'extrémité inférieure du radius. Immobilisation pendant vingt-cinq jours de la main en extension. Diminution notable du mouvement de flexion.*

Gilles (Hubert), âgé de vingt ans, entré le 9 juin 1875 à l'hôpital Lariboisière, service de M. Panas, pour une fracture de l'extrémité inférieure du radius droit, datant du 6 juin 1875.

10 juin. Application d'une gouttière plâtrée relevant fortement la main et lui faisant faire, avec la direction de l'avant-bras, un angle de 15 degrés.

4 juillet. On enlève l'appareil après vingt-cinq jours d'immobilité. Fracture consolidée. Tous les mouvements sont intacts, à part le mouvement de flexion qui a perdu environ le quart de son étendue.

Obs. XXVIII. — *Fracture de l'avant-bras. Immobilisation du poignet en extension pendant vingt-neuf jours. Conservation des mouvements.*

Chauvin (Eugène), quarante-huit ans, entré le 10 mars 1875,

salle Saint-Honoré, n° 31, à l'hôpital Lariboisière, service de M. Panas.

Fracture des deux os de l'avant-bras à la partie moyenne, datant du 9 mars 1875.

10 mars. Application d'une gouttière plâtrée palmaire immobilisant le poignet dans une légère extension. Compresses graduées et attelle à la face dorsale de l'avant-bras.

8 avril. On enlève l'appareil après vingt-neuf jours d'immobilité. La fracture est consolidée avec conservation de l'espace interosseux. Intégrité des mouvements du poignet.

Obs. XXIX. — *Fracture de l'avant-bras. Immobilisation du poignet en extension pendant vingt-huit jours. Conservation des mouvements.*

Royon, âgé de trente-six ans, entré le 15 mars 1875 à l'hôpital Lariboisière, salle Saint-Ferdinand, n° 16, service de M. Panas.

Fracture des deux os de l'avant-bras à la partie moyenne, datant du 14 mars.

Traitement. Le 15 mars, application d'un appareil consistant en compresses graduées et attelles recouvrant les faces palmaire et dorsale de l'avant-bras et maintenues au moyen de bandes. L'attelle dorsale qui, ainsi que l'attelle palmaire, ne descend que jusqu'au poignet, est recouverte d'une attelle en fil de fer qui descend jusqu'aux articulations métacarpo-phalangiennes et est relevée en arrière à partir de l'articulation du poignet, de façon à former un angle obtus ouvert en arrière. La portion métacarpienne de la main est fixée à cette attelle dorsale et immobilisée ainsi dans une légère extension.

13 avril. On enlève l'appareil après vingt-huit jours d'immobilité. L'espace interosseux est conservé, mais la consolidation de la fracture est encore incomplète. Les mouvements communiqués du poignet sont aussi étendus que du côté non immobilisé et s'exécutent sans aucune difficulté. Les mouvements spontanés sont un peu gênés.

On applique de nouveau le même appareil avec lequel le malade est envoyé en convalescence quelques jours après.

Obs. XXX. — *Entorse du poignet avec arrachement de l'apophyse styloïde du radius. Immobilisation du poignet en extension pendant vingt-cinq jours. Conservation des mouvements.*

Sandroy (Auguste), âgé de cinquante-trois ans, entré le 17 mars 1875 à l'hôpital Lariboisière, salle Saint-Honoré, n° 29, service de M. Panas.

Entorse du poignet droit avec arrachement de l'apophyse styloïde du radius datant du 16 mars.

17 mars. Application d'une gouttière plâtrée immobilisant la main dans une légère extension.

12 avril. On enlève l'appareil après vingt-cinq jours d'immobilité. Les mouvements communiqués et spontanés du poignet sont conservés dans leur intégrité.

Obs. XXXI. — *Fracture du col chirurgical de l'humérus. Immobilisation pendant trente-huit jours du bras en abduction. Raideur consécutive incomplète.*

Jacquel (Léontine), âgée de quarante-neuf ans, blanchisseuse, entrée le 31 mars 1875, salle Sainte-Marthe, n° 28, hôpital Lariboisière, service de M. Panas.

Cause : Chute sur le coude, sur le bord d'un trottoir, le 30 mars. Gonflement et ecchymose de la partie antéro-externe du moignon de l'épaule. Dépression considérable au niveau de l'insertion humérale du deltoïde qui forme avec la direction de la partie inférieure du bras un angle obtus ouvert en dehors. La direction du bras est telle que son axe vient tomber sur le thorax fort en dedans de l'articulation. Dans le creux de l'aisselle on sent la face interne de l'humérus. Mobilité et crépitation.

1er avril. On applique l'appareil suivant : Le bras est mis dans l'abduction de façon à s'écarter du tronc d'environ 45 degrés. On le maintient dans cette position au moyen d'un gros coussin placé dans le creux de l'aisselle et d'une vaste gouttière plâtrée qui enveloppe l'épaule tout entière, la face postéro-externe du bras et de l'avant-bras.

Le coude est fléchi à angle droit.

8 mai. On enlève l'appareil après trente-huit jours d'immobilité. La fracture est consolidée. Le mouvement d'adduction du bras est possible et on peut sans douleur et sans difficulté

rapprocher le bras du tronc. Le mouvement d'abduction est limité. Lorsqu'on dépasse, en voulant faire ce mouvement, la position dans laquelle la jointure a été immobilisée, on provoque une douleur vive accompagnée d'une résistance qui ne permet pas d'étendre davantage ce mouvement. Les mouvements de flexion et d'extension n'ont conservé que la moitié de leur étendue environ.

CONCLUSIONS.

Nous résumons sous forme de conclusions les principales opinions exposées dans ce travail.

I. L'immobilité prolongée des articulations saines ne peut être suivie de la production d'adhérences intra-articulaires, alors même que ces articulations ont été mises en position vicieuse. Lorsque des adhérences existent il y a toujours eu inflammation.

II. Les raideurs articulaires consécutives ou à l'immobilisation prolongée des jointures, résultent :

1° S'il y a eu arthrite, de la production d'adhérences intra-articulaires et de la rétraction des tissus fibreux péri-articulaires ;

2° De la seule rétraction des tissus fibreux péri-articulaires s'il n'y a pas eu arthrite.

III. Le meilleur moyen d'éviter ces raideurs consiste à immobiliser les jointures dans certaines positions qui sont :

Pour l'articulation du genou, la flexion légère (35°) ;

Pour l'articulation tibio-tarsienne, la flexion à angle droit;

Pour l'articulation du poignet, l'extension légère (7 à 8°).

Quant aux articulations de la hanche, de l'épaule et du coude, les positions qui nous ont paru les plus avantageuses sont :

Pour la hanche, la flexion légère recommandée par Malgaigne ;

Pour l'épaule, l'abduction avec propulsion en avant;

Pour le coude, la flexion à angle droit, l'avant-bras étant dans une position intermédiaire à la pronation et à la supination.

Ces deux dernières positions ont été recommandées par Bonnet.

FIN

PARIS. — IMPRIMERIE DE E. MARTINET, RUE MIGNON, 2.

www.ingramcontent.com/pod-product-compliance
Ingram Content Group UK Ltd.
Pitfield, Milton Keynes, MK11 3LW, UK
UKHW021653260726
13994UKWH00003B/1448

9 782329 153322